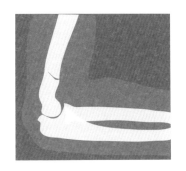

Doctor Academy

小學生未來志願系列

我10歲，學醫學

文 **史帝夫·馬丁 Steve Martin**
圖 **佐丹諾·波隆尼 Giordano Poloni**
譯 **穆允宜**

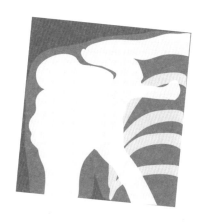

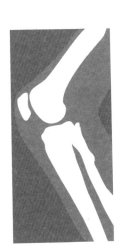

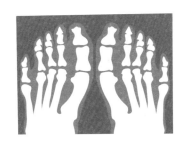

目錄 CONTENTS

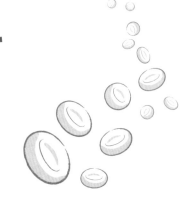

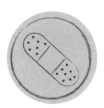

人際溝通技巧

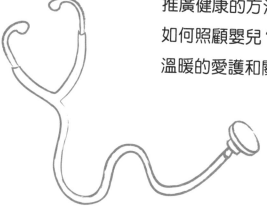

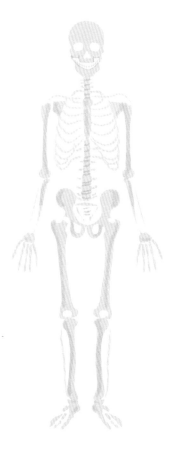

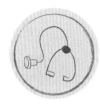

一般診療

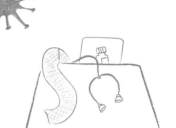

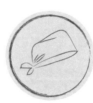

外科診療

醫生的工具包

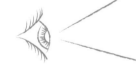

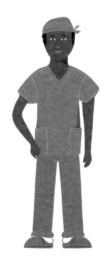

歡迎來到醫生學院！

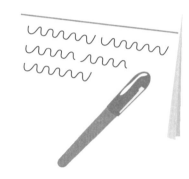

哈囉，歡迎來到醫生學院，你做了一個很棒的決定喔！

在世界上的各行各業當中，醫生是最重要的職業之一。

從你在媽媽體內開始成長的那一刻起，一直到你變成白髮蒼蒼的老人家，都受到醫生的照顧。現在，你也要加入這個不可思議的行業了！

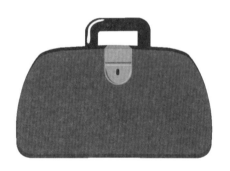

相信你一定知道，人體構造非常複雜，**你必須擁有充分的知識，才能找出生病的原因並治好病人。**此外，你還要懂得如何跟緊張焦慮的病人溝通。

醫生在工作時，需要與其他專業醫療人員合作，包括營養師、護理師和各種治療師。大家攜手合作、發揮所長，**一起找出哪種治療方式最適合病人、應該使用什麼藥物，還有需要哪些專科醫生協助診治。**要做出這些重要的決定，可是重責大任呢！

你準備好了嗎？讓我們開始訓練課程吧！

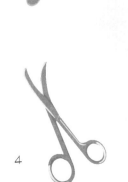

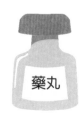

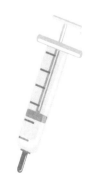

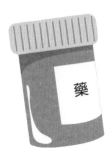

在開始課程之前，你必須先完成
註冊。請在下方的受訓醫生識別證上
填寫你的資料：

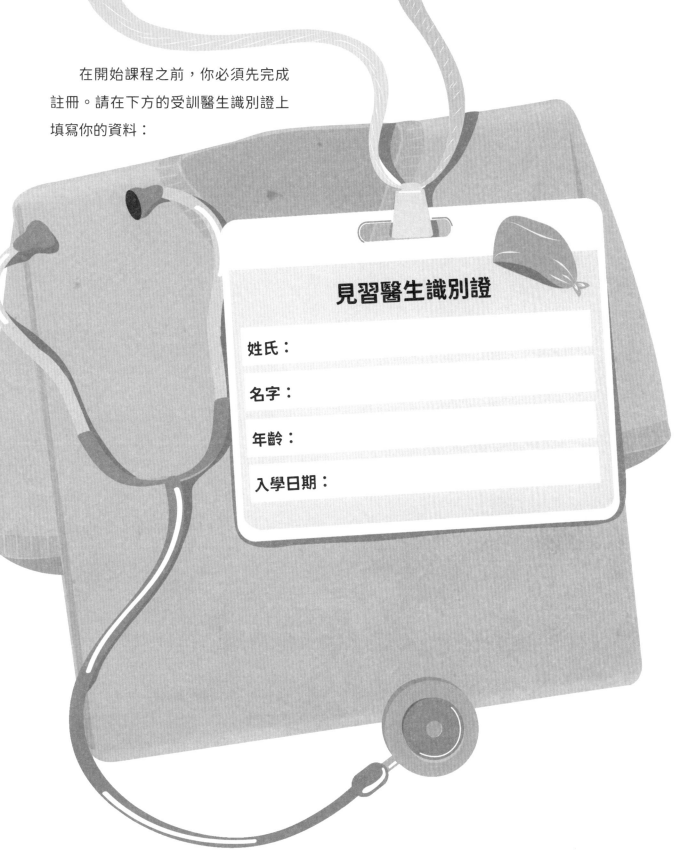

見習醫生識別證

姓氏：

名字：

年齡：

入學日期：

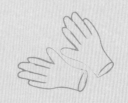
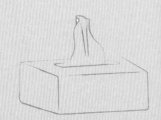

課程內容

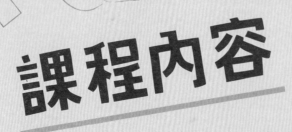

在醫生學院，你會學到醫生如何與病人合作，找出生病的原因和治療方法。醫生各有專門治療的疾病和身體部位，所以分成各種專科，但無論是哪一個專科的醫生，都需要用到人際溝通技巧。

人際溝通技巧

在醫生的工作當中，最重要的一環就是**病人**。一定要記得，病人會不舒服，也會難過心煩。身為醫生，必須關心病人，並尊重對方。

你不但要懂得**傾聽**病人的話，了解對方的想法，還要能與病人**溝通**，讓病人即使在煩惱不安的時候，也能明白你說的話。

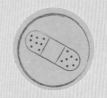

第1級
人際溝通技巧

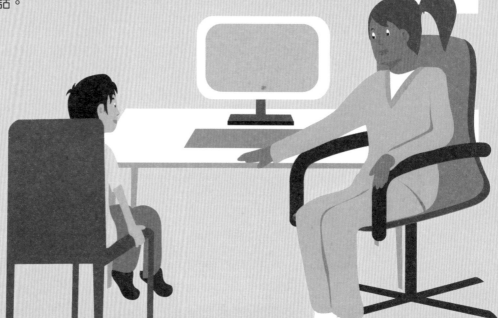

一般診療

在你掌握人際溝通技巧之後，就可以開始接受家庭醫生的訓練。在歐美國家，人們感覺身體不舒服時，會先求助家庭醫生，除非發生緊急狀況才會直接去大醫院^{譯註}。各地社區都有家醫科醫生在診所為病人看診。家醫科醫生擁有豐富的醫學知識，可以協助判斷哪些問題需要由專科醫生診治，進一步協助病人「轉診」，讓適合的醫生接手治療。

譯註：在臺灣，人們身體不舒服時，習慣直接到專科診所或醫院專科門診求醫，不過目前政府也已建立家庭醫師制度，希望逐步推動分級醫療。

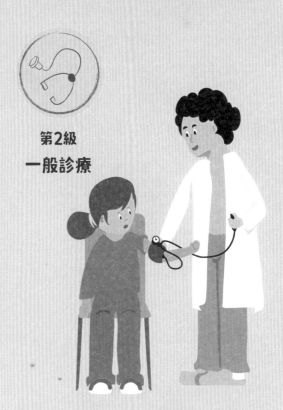

第2級
一般診療

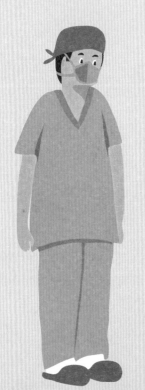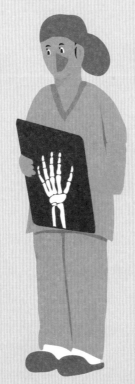

外科診療

外科醫生通常在醫院工作，他們開刀（也就是「動手術」）的地方，叫做手術室。外科醫生各有專精的手術類型，像是腦部手術、心臟手術等等。

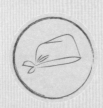

第3級
外科診療

> **！** **絕對**不可以自己隨便服藥，也不可以拿藥給別人吃，亂吃藥是非常危險的，要遵從醫生的處方指示。

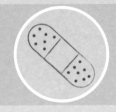

觀察別人的感受

很多工作都需要與別人互動，像是公車司機、髮型設計師和商店老闆，都需要跟客人交談聊天的能力。不過，醫生的情況特別不一樣，因為來看醫生的病人往往會緊張、不安，甚至是害怕，陪病的家人通常也會感到焦慮。在這樣的情緒之下，人可能會變得暴躁易怒。

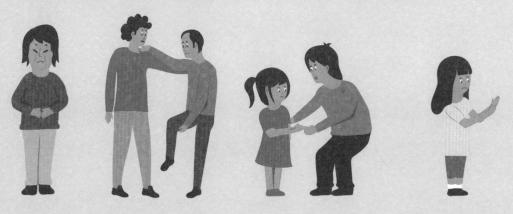

因此，醫生在受訓過程中必須培養人際溝通技巧。你要能**體會別人的心情**，同時還要讓對方清楚了解自己的身體情況。

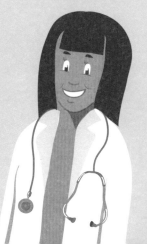

病人的感受很重要，正面的心情能幫助他們對抗病魔。有時候，**微笑**能讓病人放鬆下來，效果就像一劑良藥。

情緒猜猜看

請找朋友或家人一起玩這個遊戲，練習從臉上表情猜出對方心情如何。

由一個人扮演病人，決定要表現出什麼情緒（可以從下方的清單中選擇，也可以自由發揮）。決定好之後，請不要告訴別人答案，嘗試只用臉部表情和肢體語言表現出心情感受，不可以發出任何聲音，也不能做出任何手勢。

其他玩家必須猜出病人的情緒是什麼，如果猜情緒的玩家有兩人以上，可能會出現不同的答案喔！

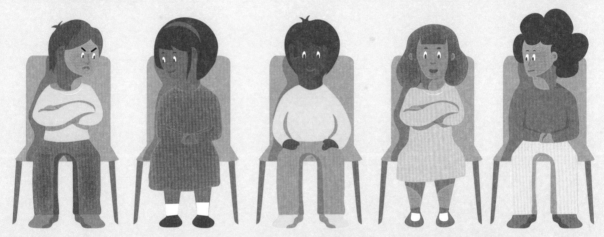

擔心　生氣

害怕　無聊　好奇

困惑　厭煩　震驚　尷尬

太棒了！懂得觀察別人的情緒，

對你以後當醫生會很有幫助喔！

請貼這裡

完成遊戲後，請將「任務完成」
貼紙貼在這裡。

任務完成

9

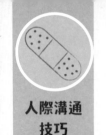
團隊合作

　　去看醫生的人，通常是因為想要知道自己的身體出了什麼問題。當病人描述症狀時，醫生必須非常仔細聆聽，找出有助診斷病因的重要資訊。

　　不過，照顧病人的並不是只有醫生一個人，而是整個醫療團隊，包括護理師、營養師、治療師等等，大家各有不同的醫療專業。每位醫療人員都會協助拼湊線索，就像用一塊塊拼圖拼出整張圖畫一樣。

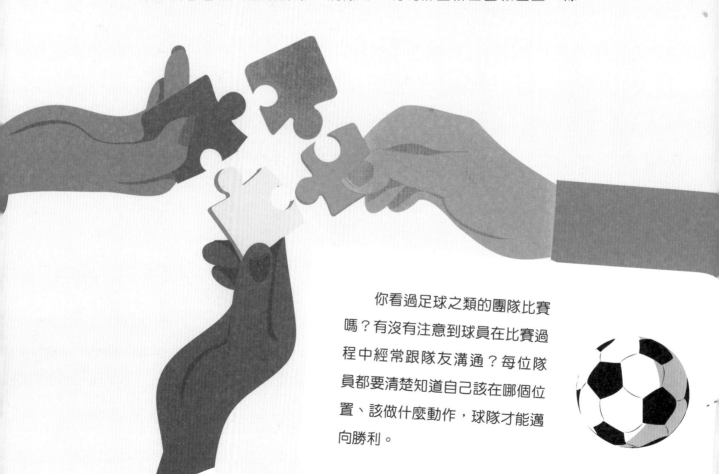

　　你看過足球之類的團隊比賽嗎？有沒有注意到球員在比賽過程中經常跟隊友溝通？每位隊員都要清楚知道自己該在哪個位置、該做什麼動作，球隊才能邁向勝利。

練習成為團隊的一分子

　　這個活動可以讓你練習成為團隊的一分子，和別人合作完成目標。請至少找三位朋友一起進行。

1. 選一個人當隊長。

2. 其他玩家要根據隊長指定的順序排隊，例如依照身高從高排到矮、依照頭髮顏色從淺排到深，或是依照年齡從大排到小。隊員排隊時不能開口講話，只能用手勢、輕拍或其他方式溝通。排好隊之後，所有隊員要同時鼓掌，讓隊長知道排好了。

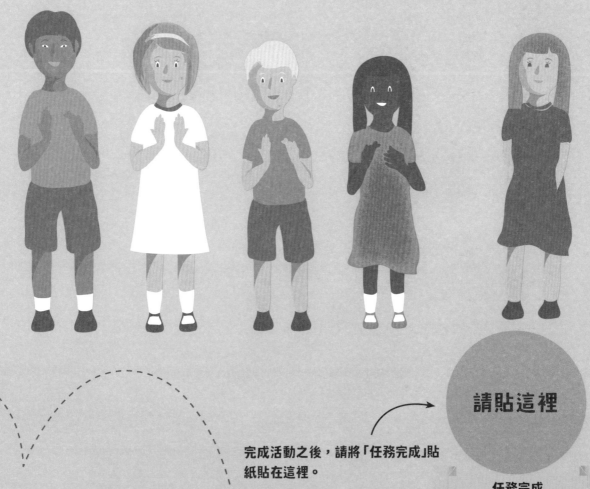

完成活動之後，請將「任務完成」貼紙貼在這裡。

請貼這裡

任務完成

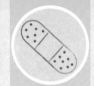
問診技巧

醫生需要了解病人的感受。除了傾聽病人及詢問適當的問題之外，醫生也要提供清楚的說明。你可能會需要向病人說明藥物的吃法和服藥時間，或是為什麼要多休息。病人可能會問你要怎麼樣才能更健康，或是該吃哪些食物。有時候你還要向病人以外的人說明，比方說，你可能要告訴家長如何照顧小孩的健康。

要如何回應病人才對？

請閱讀以下情境，然後選出你認為醫生最適當的回答。

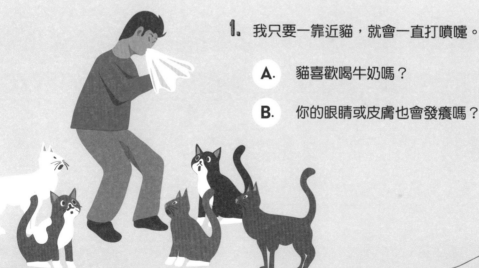

1. 我只要一靠近貓，就會一直打噴嚏。

A. 貓喜歡喝牛奶嗎？

B. 你的眼睛或皮膚也會發癢嗎？

2. 我的體溫很高，而且渾身痠痛，一直咳嗽。

A. 聽起來是得了流感，你要多喝水、多休息。

B. 去郊外多走走，可以幫助降低體溫。

3. 看書的時候，我需要把書拿得很近才看得清楚，而且我的頭會痛，眼睛也會痛。

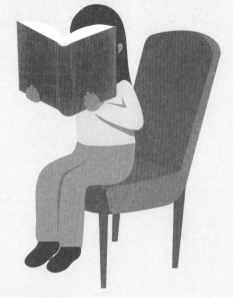

    A. 你最喜歡看什麼書？

    B. 你會覺得書上的字看起來模糊不清嗎？

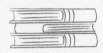

4. 有些食物我每次吃都會肚子痛，但我搞不太清楚是什麼食物。

    A. 你能不能記錄自己吃了哪些東西，還有什麼時候肚子痛？

    B. 你喜歡吃蛋糕嗎？

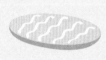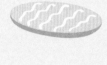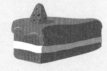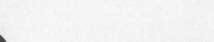

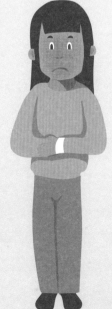

5. 我跌倒了，手臂很痛。

    A. 手臂有腫起來嗎？上面有瘀青嗎？

    B. 你穿的是新鞋子嗎？

請貼這裡

寫完之後，請核對下方的正確答案，並將「任務完成」貼紙貼在這裡。

正確答案：1.B；2.A；3.B；4.A；5.A

任務完成

13

預防勝於治療

醫生可以建議病人保持健康的方法。通常醫生都會建議要定期運動，並選擇健康的食物。身體要從我們所吃的食物中攝取營養才能正常運作，所以正確飲食非常重要。接下來，我們要介紹食物中的幾種重要物質。

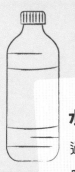

水非常重要！我們的身體有超過一半是水，在流汗、尿尿甚至呼吸的時候，都會排出水分。所以，我們需要經常補充水分。

礦物質是能幫助身體正常運作的營養素。像是牛奶所含的鈣質，能夠強化我們的骨骼和牙齒。

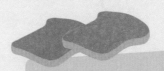

蛋白質是身體不可或缺的重要成分，我們全身都是由細胞構成，而蛋白質可以修復細胞，尤其是肌肉和紅血球。有很多食物富含蛋白質，像是肉類、蛋、豆類和乳製品。

碳水化合物是身體主要的熱量來源。麵包、義大利麵和米飯當中，都含有大量的碳水化合物，所以馬拉松選手在比賽的前一天晚上，往往要吃一大碗義大利麵。

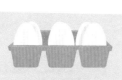
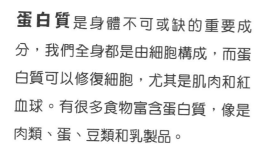
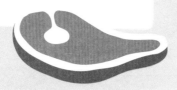
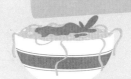

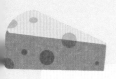

脂肪也能提供熱量，並幫助潤滑關節。肉類、油和乳製品都含有大量的脂肪。

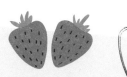

維生素分成很多種類，而且有許多不同的作用。維生素能維護皮膚、眼睛、耳朵和頭髮的健康，確保神經系統正常運作，還能幫助身體將我們攝取的食物轉化成熱量。新鮮的蔬菜水果含有大量的維生素C，能幫助身體對抗感染。

食物營養連連看

下面的左右兩邊各有一份清單，一邊是各種食物，另一邊則是食物中所含的重要營養成分。請你拿出筆，將相符的食物和營養成分連在一起；有些營養成分可能存在於好幾種食物當中喔！

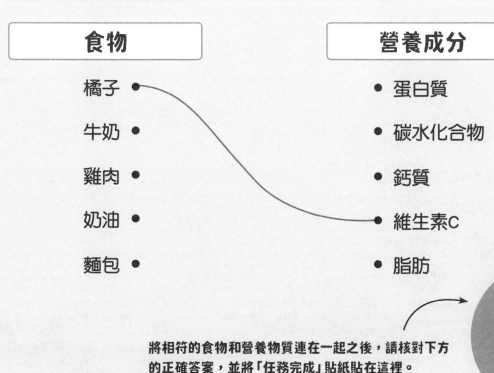

食物	營養成分
橘子	蛋白質
牛奶	碳水化合物
雞肉	鈣質
奶油	維生素C
麵包	脂肪

將相符的食物和營養物質連在一起之後，請核對下方的正確答案，並將「任務完成」貼紙貼在這裡。

請貼這裡

答案：牛奶（蛋白質、鈣質、脂肪）；雞肉（蛋白質）；奶油（脂肪）；橘子（維生素C）；麵包（碳水化合物）

任務完成

推廣健康的方法

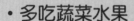

　　人的心理和生理越健康強壯，就越不容易生病。接下來，請你設計一張可以貼在候診室的海報，畫在右頁的空白處。這張海報的用途，是要告訴大家為什麼保持健康很重要。

　　設計海報的時候，記得要讓海報看起來吸引人，而且清楚易懂。如果海報內容都是在說教，或是讓人覺得健康生活很無聊，就沒有人會想認真看內容了。

　　下面是幾個實踐健康生活的方法，供你參考。你可以從裡面選出幾個你想要推廣的項目，再加上你自己想到的其他內容！

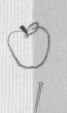

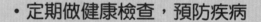

- 多吃蔬菜水果
- 減少看螢幕的時間
- 睡眠充足
- 養寵物
- 不要攝取太多糖分
- 培養興趣嗜好
- 從事喜歡的運動
- 玩拼圖提高專注力
- 多走路，少開車

- 定期做健康檢查，預防疾病
- 難過或不安的時候找人聊聊
- 過得更開心、更放鬆
- 勤洗手
- 騎腳踏車時戴安全帽
- 多喝水
- 戒菸
- 多騎腳踏車

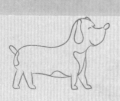
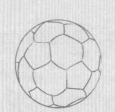

設計一張健康生活推廣海報

請貼這裡

設計完海報之後，請將「任務完成」
貼紙貼在這裡。

任務完成

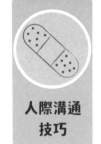

如何照顧嬰兒？

小兒科醫生有一個重要的工作，那就是幫嬰兒做定期健康檢查，確認寶寶生長發育正常，家長或照顧者也有好好照顧寶寶。

下面這張表格，是嬰兒出生後一年當中的發展進度表。不過，每個孩子都是獨一無二，如果有些動作學得比別人久，也可能是正常的，不一定代表寶寶的健康有問題。

寶寶各階段會做的事情……

1個月大
對聲音有反應，並且能注視距離半公尺的東西

2個月大
會微笑，而且能短暫地抬起頭頸。

3個月大
發出聲音、辨認人臉，還能用小手抓握東西

4個月大
能抬頭更久，而且被大人抱著時，腿部已經可以承受體重

5個月大
知道手和腳是自己的一部分，喜歡用手腳來玩！

6個月大
可以坐著，並且會伸手想拿東西

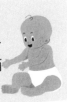

7個月大
能拿起物品，還會搖晃及敲打東西

8個月大
會爬行

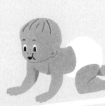

9個月大
可以扶著家具站立

10個月大
能用杯子喝水，會用手指東西，也開始對自己的名字有反應

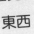

11個月大
會揮手表示「再見」、會模仿簡單的聲音。

12個月大
開始走路

小嬰兒其實是很辛苦的！有時想要某個東西，旁邊的人卻不明白他要什麼。對醫生來說，要弄清楚嬰兒的感受也不容易。優良的醫生會跟嬰兒的照顧者溝通，因為他們最了解自己的寶寶。

角色扮演大挑戰

請找一位朋友來玩角色扮演，一個人扮演嬰兒，另一個人扮演醫生。

1. 由扮演嬰兒的人決定嬰兒是哪裡不舒服，或是需要什麼。是想要大人注意嗎？（伸出手、發出啜泣聲）耳朵會痛嗎？（一邊拉耳朵一邊哭）還是發燒了呢？（安靜沒精神，活動力很差）

2. 接下來，嬰兒要試著把自己的感覺傳達給醫生，但不能說話。醫生要根據嬰兒的動作和行為，試著猜出嬰兒怎麼了。

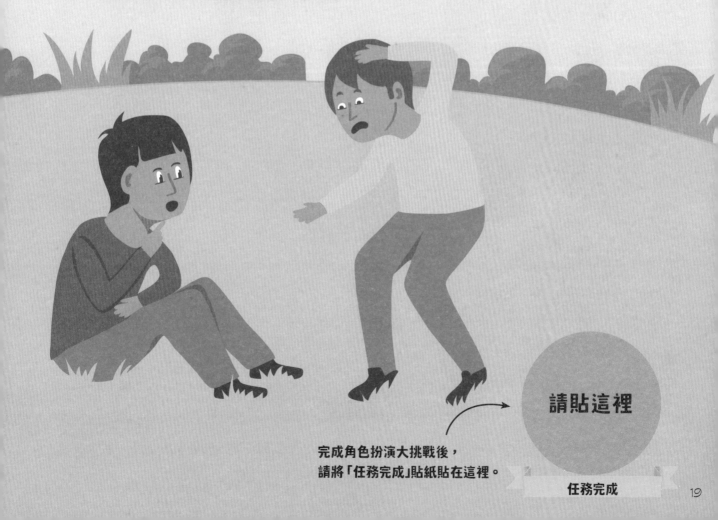

請貼這裡

完成角色扮演大挑戰後，
請將「任務完成」貼紙貼在這裡。

任務完成

19

溫暖的愛護和關懷

「溫暖的愛護和關懷」（Tender Loving Care），簡稱TLC。根據科學研究證明，當人身體不舒服的時候，如果受到照顧、獲得安全感，這種幸福的感覺會讓人減緩不適。

當有人生病躺在床上的時候，你可以透過一些行動展現溫暖的愛護和關懷，像是定期到病人的房間探望對方。病人一直躺在床上，其實很容易感到寂寞，如果你能去陪伴一下，病人通常會很高興，比較不會覺得自己非常孤單。

- 病人需要**安靜休養**。請不要讓其他人在附近喧嘩吵鬧。

- 確保病人有很多**書籍、電影**和**遊戲**可以打發時間。當病人開始慢慢康復時，整天都待在床上可是很無聊的！

- 人在生病時，往往會脾氣暴躁。**對待病人要體貼**，多幫他們打氣。對方即使沒有表現出來，心裡也會感謝你這麼做。

- 確認病人身邊有可以**安慰**他們的東西，或許是某個特別的玩具，也或許是**最喜歡**的睡衣，那會讓病人感覺好一點。

醫生資訊

太棒了！學會前面這些技巧之後，你就可以好好傾聽病人的心聲，並給予適當的回應。你已經準備好繼續學習，努力取得醫生資格了。在開始下一個階段之前，請在下方卡片中寫上你的資料。

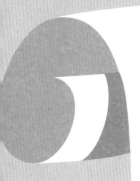

人際溝通技巧
結業證書

姓名：_ _ _ _ _ _ _ _ _ _ _ _ _ _ _

這位學員已完成

人際溝通技巧課程。

醫生學院祝福你未來的

行醫之路一帆風順。

祝你好運！

發證日期：

_ _ _ _ _ _ _ _ _ _ _ _ _ _

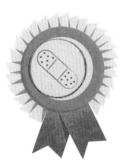
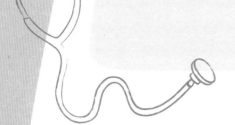
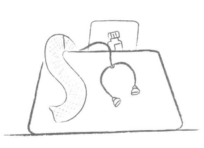
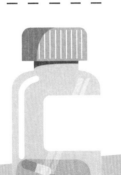

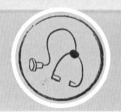
健康檢查

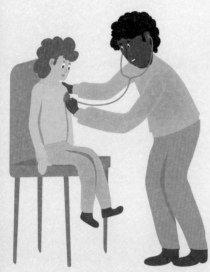

醫生的工作，不只是照顧生病的人，還要檢驗一般人的健康狀況。這種檢驗，就叫做健康檢查。需要做健康檢查的原因，有很多種。

年長者比較容易生病，所以通常會定期健康檢查。家長也會帶年幼的小孩去健兒門診，確保孩子正常成長、身體健康。

這樣一來，醫生就可以**及早發現**病人自己都沒有注意到的生病跡象。以前曾經得過某些**疾病**的人，也會透過健康檢查來確定疾病沒有復發。

家長會帶年幼的小孩去做健康檢查，確保孩子正常成長、身體健康。在做健康檢查的時候，醫生會查看幾個主要項目：

身高和體重： 醫師會測量小孩的身高、頭圍和體重，評估是否符合年齡的生長發育。

脈搏： 成人會檢查脈搏，確認心跳頻率是否正常。幼兒則是會透過聽診，評估孩子的發育狀況。

血液： 確認成人有沒有高血壓或血糖過高等問題。幼兒則不會隨便抽血。

兒童發展： 醫師會評估孩子的語言能力，以及跟別人互動的能力是否符合年齡發展

還有其他專業醫療人員也會為你做健康檢查，像是牙醫會檢查你的牙齒和牙齦，驗光師會幫你檢查視力。

視力檢查遊戲

在下面這張圖表中，隱藏了第22頁出現過的詞語，我們已經幫你找出其中兩個，你能找到其他的嗎？快來挑戰看看！答案在本頁最下方。

年

長者以

查白可會及

早發現在之和定

期健康檢查比因分片

否脈搏安正體重心跳頻

率人光去好成長明來是而帶

正大血液牙化常身高只所力有

請貼這裡

找出隱藏的詞語後，請將「任務完成」貼紙貼在這裡。

任務完成

答案：年長者、及早發現、定期健康檢查、脈搏、體重、心跳頻率、成長、血液、身高

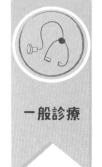
自我健康檢查

幫自己做健康檢查！

請幫自己檢查健康狀況，並填寫在表格中。

你需要準備：體重計、捲尺，還有幫你用捲尺量身高的人。有些資訊可能需要請教家長或照顧你的人。

病人姓名	
性別	
出生日期	年齡
身高	體重

身體健康狀況

肺活量（參閱第 27 頁）	
心跳頻率（參閱第 37 頁）	
過去一年當中，你曾經去看過牙醫嗎？	有／沒有
如果有，原因是什麼？	
你有戴眼鏡嗎？	有／沒有
如果有，原因是什麼？	

生活習慣

睡覺時間	
起床時間	
每晚的睡眠時數	
你多久刷牙一次？	
你一星期會做幾次體能活動？ （例如運動或鬼捉人之類的遊戲）	
你常吃什麼水果？	
你常吃什麼蔬菜？	
你有多常吃甜食和巧克力？	
每個星期會喝多少碳酸飲料？	

統整完這些資訊之後，你有什麼想法呢？你有盡量維持健康生活嗎？你想給自己什麼建議？

請貼這裡

完成自我健康檢查後，請將「任務完成」貼紙貼在這裡。

任務完成

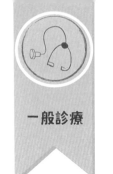

身體裡面有什麼？
—— 認識器官 ——

身為醫生，一定要了解身體內外是怎麼運作的。在身體中，具有特殊功能的部位就叫做器官，像眼睛和耳朵都是器官。

在下面的圖表中，你可以看到身體內部（裡面）的重要器官。

心臟
將血液輸送到全身

肺臟
吸入空氣，提供人體所需的氧氣

肝臟
具多種功能，可以淨化排毒、分泌消化所需的液體，以及儲存營養。

胃
消化食物

腎臟
清除血液中的廢物

腸道
進一步消化食物，讓營養素進入血液

膀胱
儲存尿液

肺活量實驗

肺會吸入空氣，為人體提供氧氣，然後再呼出用過的空氣，其中包含一種叫做二氧化碳的氣體。

在這個實驗中，你可以觀察自己的肺可以吸入多少空氣。

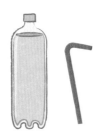

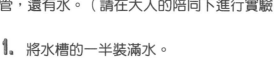

你需要準備：一個2公升的瓶子、一根可以彎曲的吸管，還有水。（請在大人的陪同下進行實驗）

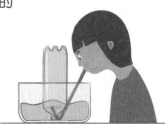

1. 將水槽的一半裝滿水。

2. 將瓶子裝滿水，轉緊瓶蓋。

3. 將瓶子上下顛倒，直立放入水中，然後打開瓶蓋。瓶中的水會留在瓶子裡。

4. 將可彎吸管的一端放進瓶子裡，另一端伸出水面。

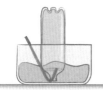

5. 深吸一口氣，然後把氣吹進吸管，空氣就會從你的肺臟跑進瓶子裡，把裡面的水擠出去。

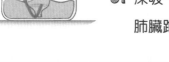

你可以排掉多少瓶子裡的水？

半瓶是1公升，四分之三瓶是1.5公升，整瓶是2公升。從吹氣的結果，就可以看出你的肺臟可以容納多少空氣。隨著成長和鍛鍊，肺活量也會增加喔！

完成實驗後，請將「任務完成」貼紙貼在這裡。

請貼這裡

任務完成

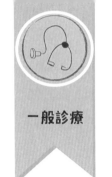
身體裡面有什麼？
—— 認識骨骼 ——

人體的骨骼，是由很多骨頭組合而成。骨科醫生需要修復病人骨折的地方，或是治療影響骨頭的疾病，必須非常了解骨頭。成人的身體共有206塊骨頭，我們剛出生的時候骨頭更多，隨著成長，有些骨頭會融合（連接）在一起。

認識人體骨骼

請用書末附的貼紙，幫這副骨骼補上缺少的骨頭。

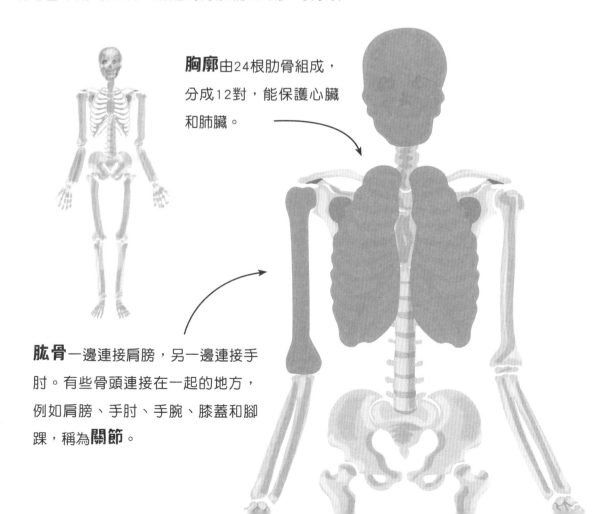

胸廓由24根肋骨組成，分成12對，能保護心臟和肺臟。

肱骨一邊連接肩膀，另一邊連接手肘。有些骨頭連接在一起的地方，例如肩膀、手肘、手腕、膝蓋和腳踝，稱為**關節**。

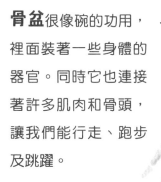

骨盆很像碗的功用，裡面裝著一些身體的器官。同時它也連接著許多肌肉和骨頭，讓我們能行走、跑步及跳躍。

股骨（也叫做大腿骨）是人體內部最長的骨頭。

左右手各有27塊骨頭。

左右腳各有26塊骨頭。也就是說，在我們身體的206塊骨頭當中，雙手和雙腳就占了106塊骨頭，超過一半。

請貼這裡

完成骨骼後，請將「任務完成」貼紙貼在這裡。

任務完成

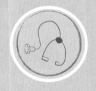

一般診療

「血液」 小百科

很多人害怕看到血，不過，醫生很清楚血液是多麼不可思議、多麼珍貴，必須好好珍惜重視，這也是你需要了解的事。

血液的功能在人體中，血液有著重要的運送功能，會將你吸到的**氧氣**以及食物中獲得的營養素輸送到全身。此外，血液還會將不需要的氣體（**二氧化碳**）運到肺部，並將攝取營養後剩餘的廢物送到其他器官。

血型血液主要分為四種類型，分別是**A型**、**B型**、**O型**和**AB型**。**O型**是世界上最常見的血型。

醫生會**測量**病人的**血壓**^{譯註}。如果血壓太高，表示心臟得要費盡力氣才能將血液輸送到全身。維持健康的飲食和運動習慣，可以減少發生高血壓的風險。

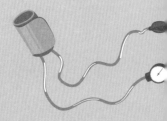

譯註：血壓是血液流動時對動脈管壁造成的壓力。

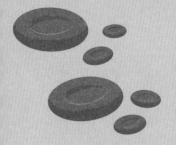

血液中主要有兩種**血球**。**紅血球**負責運送氧氣、二氧化碳和廢物，**白血球**則負責對抗感染人體的病菌。

醫院會**儲備**血液，提供給需要輸血的病人。等你長成大人之後，就可以去**捐血**。

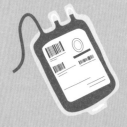

血量人體內約有**4.5至5.5公升**的血液量。

抽血檢查有時候，醫生會幫病人抽取少量的血液，送到**實驗室**做檢查。血液中的各種血球數量，電解質成分含量等等，可以透露出很多**資訊**，讓醫生知道你為什麼不舒服。

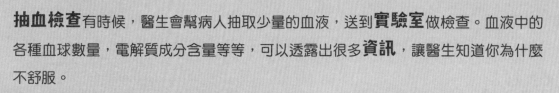

30

如何量脈搏？

　　心臟每一次跳動，都會擠出血液，讓血液經由細細的血管流遍身體，這種血管叫做「動脈」。每次心跳時，動脈就會跟著跳動，稱為「脈搏」。你可以在動脈和皮膚很接近的地方檢查脈搏，像手腕和頸部，都是適合觀察的部位。

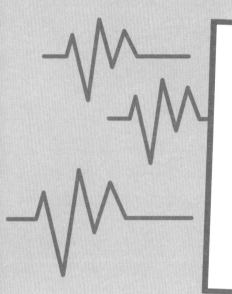

手腕

伸出一隻手，手掌朝上，另一隻手的食指和中指放在手腕上靠近拇指的地方，應該就可以感覺到脈搏。如果感覺不到，請移動手指在周圍找一找，直到找到脈搏為止。

頸部

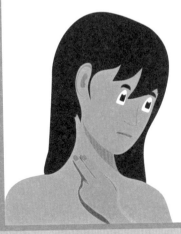

同樣用食指和中指，在頸部側面尋找氣管旁邊容易往內按壓的地方，輕輕壓著，應該就可以感覺到脈搏。如果感覺不到，請移動手指在周圍找一找，直到找到脈搏為止。

　　請使用有秒針的手錶或時鐘，計算你一分鐘有幾次脈搏。不要在運動之後測量脈搏，因為運動會增加脈搏次數。

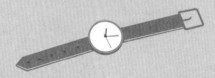

請貼這裡

測量完脈搏之後，請將「任務完成」貼紙貼在這裡。

任務完成

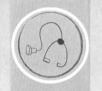
「耳朵」小百科

醫生得要了解身體每個部位是如何運作、可能發生哪些問題，還有如何治療病痛。耳朵能夠偵測聲音，是很複雜的器官。如果耳朵出了狀況，可能會導致聽力問題，甚至耳聾。

耳朵的構造主要分為三個部分。我們看得到的部分稱為**外耳**，可以收集透過空氣傳播的聲波。

中耳和外耳之間有薄膜，稱為鼓膜（像鼓延展開來的一片皮膚）。鼓膜會將外耳道收集的聲波轉成振動，透過中耳，將聲音振動傳達到**內耳**。

鼓膜　　　錘骨　　　砧骨　　　通往腦部的神經

內耳裡有個像蝸牛殼的構造，稱為耳蝸。裡面有許多像頭髮一樣的構造，能將振動轉變成神經訊號，再傳達到腦部。

耳朵可能會發生好幾種問題，造成病人不舒服去看醫生。**耳部感染**在兒童身上很常見，往往發生在中耳，導致中耳積滿液體，影響聽力。醫生通常會開藥來緩解病人的疼痛，幫助康復。

另一個常見問題，就是外耳裡面堆積太多**耳垢**。耳垢雖然看起來有點噁心，卻能保護耳朵，避免灰塵進入及感染。如果耳垢太多，醫生會用耳滴劑或掏耳勺清掉耳垢。

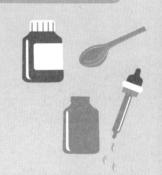

小耳朵出任務

試試看，你能分辨不同的聲音嗎？

你需要準備：4個有蓋子的塑膠儲物盒、米、硬幣、玉米片、水，還有一位朋友

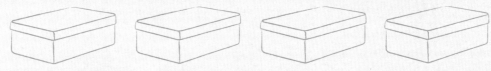

請朋友把以下物品放入塑膠盒中（每個盒子放一種）：

- 米
- 硬幣
- 玉米片
- 水

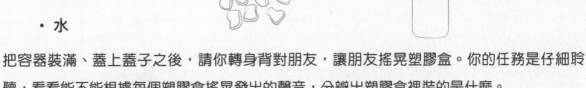

把容器裝滿、蓋上蓋子之後，請你轉身背對朋友，讓朋友搖晃塑膠盒。你的任務是仔細聆聽，看看能不能根據每個塑膠盒搖晃發出的聲音，分辨出塑膠盒裡裝的是什麼。

測驗完之後，請你和朋友互換，試試看朋友能分辨出幾種聲音。

完成小耳朵任務後，
請將「任務完成」
貼紙貼在這裡。

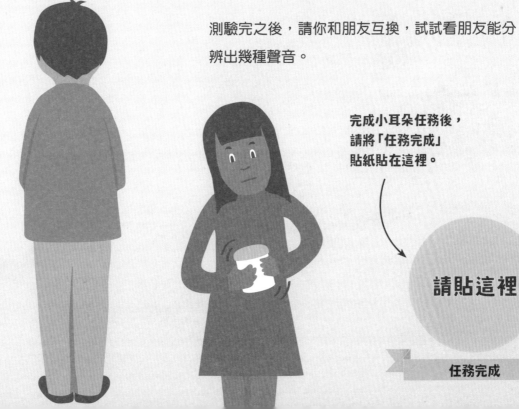

請貼這裡

任務完成

檢查室

這是一般門診醫生的診間，裡面有很多檢查病人身體狀況時會用到的工具，能幫助醫療人員判斷最適合的治療方式。

標示名稱

請閱讀下方的用途說明。你可以在圖片上寫出不同物品的正確名稱嗎？

人體圖可以用來向病人說明身體如何運作。

水槽可以清洗雙手，避免傳染病菌。

醫療器材視力檢查表和體重計等。

燈讓醫生檢查病人時能看清楚。

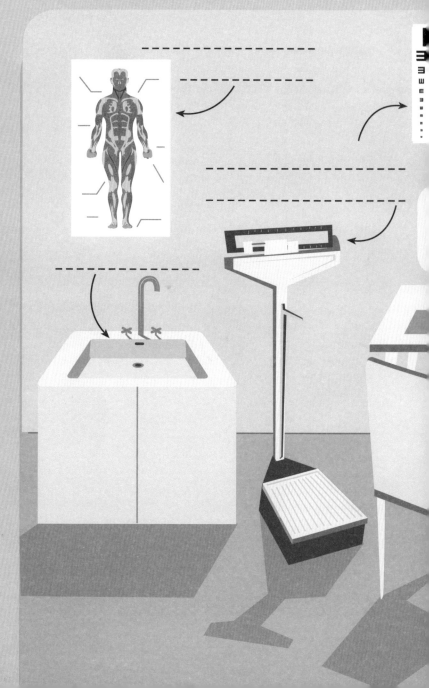

醫師證書讓病人知道醫生是具備正式的醫師資格。

椅子給病人和照顧者坐。

檢查台病人需要躺下來檢查時使用。

櫥櫃用來存放繃帶、器材和其他設備。

電腦供醫生查看病人的病歷。

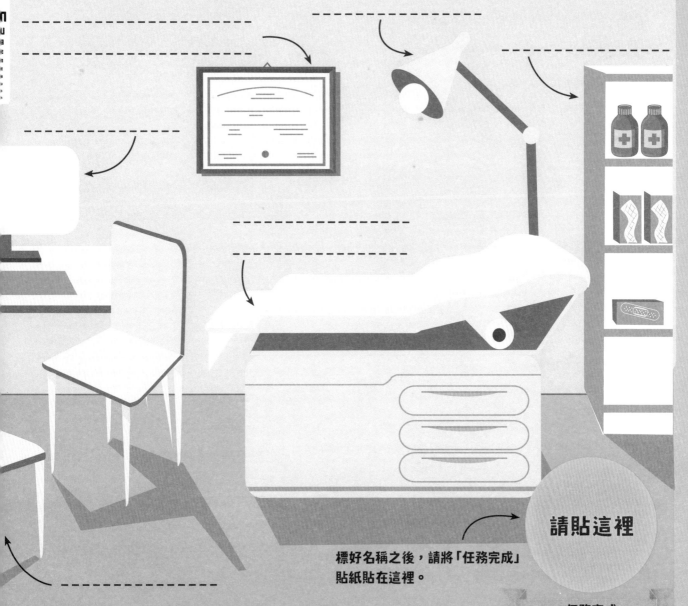

標好名稱之後，請將「任務完成」貼紙貼在這裡。

請貼這裡

任務完成

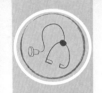
醫療器材

醫生和其他醫護人員在工作時，會用到各種不同的器材。接下來，我們要來認識幾種常見的醫療工具。

醫生要檢查口腔和喉嚨時，會使用**壓舌板**輕輕壓住病人的舌頭，避免擋到要查看的部位。

聽診器可以讓醫生聆聽病人的心跳，或是檢查病人吸氣和吐氣時肺臟有沒有異音。

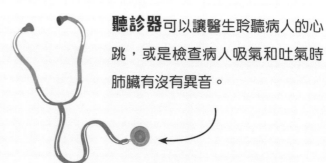

血壓計可以戴在病人的手臂上，充氣膨脹之後，就可以在相連的儀表上看到血壓數值。

體溫計可以用來檢查體溫，正常體溫應該介於攝氏36.5度到37.5度之間。

在計算心跳和呼吸次數時，會用到**監測錶**。

注射器是用來為病人打針注射的。

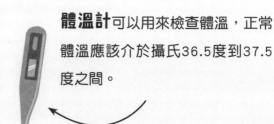

檢耳鏡上面有燈，可以照亮病人耳內，讓醫生看清楚裡面的情形。

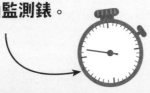

體重計可以測量病人的體重。

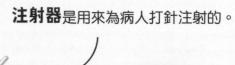

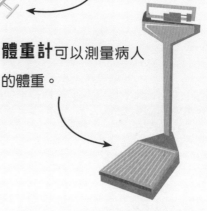

心跳頻率檢查

接下來，我們要製作一個聽診器，用來檢查朋友的心跳頻率。

你需要準備：一個漏斗、一些膠帶、一個硬紙筒（可以用廚房餐巾紙用完後剩下的硬紙筒），以及有秒針的手錶或時鐘。

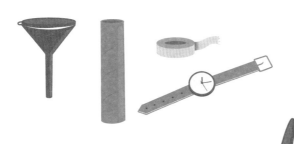

1. 將漏斗插入硬紙筒裡面，用膠帶固定好。

2. 將漏斗的一端靠在朋友心臟的位置，然後把你的耳朵靠在另一端，就可以檢查心跳頻率了。請看著手錶或時鐘上的秒針，幫朋友計算一分鐘心跳是幾下。

3. 檢查完心跳頻率之後，請你的搭檔用最快的速度在原地跑步30秒，然後再計算30秒內心跳有幾下，將結果乘以2，就是每分鐘的心跳頻率了。比較之後，會發現運動讓心跳頻率增加。

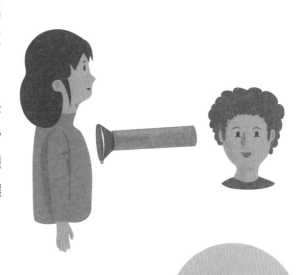

製作好聽診器並完成檢查之後，
請將「任務完成」貼紙貼在這裡。

請貼這裡

任務完成

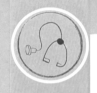

醫生
─ 專業用語 ─

醫生得要知道很多醫學術語,還要懂得這些術語的意思。接下來,我們就來介紹一些醫生常用的術語。

過敏是指某種物質在人體內引起反應,導致不舒服。有很多物質可能造成過敏,例如堅果和蜜蜂的螫針。

麻醉劑這種藥劑可以避免病人感覺到疼痛。手術前,醫生通常會幫病人施打麻醉劑,讓病人在手術過程中不會清醒感受到疼痛。

動脈和靜脈動脈是將血液從心臟輸送到體內各處細胞的血管,靜脈則是將血液送回心臟的血管。

細菌和病毒兩者都是微生物。有些細菌對人體有害,有些則對人體有益;有些病毒能帶來益處,但也有不少病毒會讓人生病。

血壓心臟為了將血液輸送到全身所產生的壓力。

診斷結果導致病人不舒服的病症名稱。醫生診斷時,必須運用自己所學到的知識來判斷是什麼疾病。

接種疫苗疫苗是能降低特定疾病感染風險的藥劑,通常會用注射的方式為病人接種。

檢耳鏡用來檢查耳道的器材。

器官器官是指人體中擁有特殊功能的部位，例如心臟和肺臟。

脈搏是心臟收縮將血液打到動脈血管時產生的脈動（摸手腕時感覺得到），
檢查脈搏就可以知道心臟跳動的速度有多快。

聽診器用來聽病人心跳和呼吸的工具。

注射器附有針頭的空心管狀物，可以用來將液體注入體內或抽出體外。

手術室專門用來進行手術的房間。

X光片針對體內的硬物（例如骨頭或牙齒）拍攝的影像。

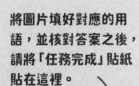

醫生術語小測驗

現在，你已經學到很多醫生使用的術語。請幫下方
圖片填上正確的詞語，看看你是不是都記住了呢？

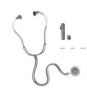 1. _ _ _ _ _ _ _ _ _ _ _ _ _ _ _ _ _ _ _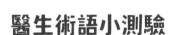

2. _ _ _ _ _ _ _ _ _ _ _ _ _ _ _ _ _ _ _

 3. _ _ _ _ _ _ _ _ _ _ _ _ _ _ _ _ _ _

4. _ _ _ _ _ _ _ _ _ _ _ _ _ _

將圖片填好對應的用
語，並核對答案之後，
請將「任務完成」貼紙
貼在這裡。

請貼這裡

答案：1. 聽診器；2. 檢耳鏡；3. 注射器；4. X光片

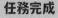 **任務完成**

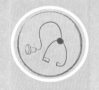

診斷病症

如果病人來找你說自己不舒服，首先必須先找出病人不舒服的原因。找出病因的過程，稱為「診斷」。醫生診斷時，必須聽病人描述自己的症狀，並檢查病人的身體。有時候，還需要做一些專門的檢驗。

進行診斷

下面是幾種常見的兒童疾病，以及相關的症狀。請仔細閱讀，運用這些資訊來診斷右頁的病人是得了什麼病。

感冒：感冒很常見，通常會出現咳嗽、打噴嚏和流鼻水的症狀。☐

水痘：這種病會讓病人身上出現紅色疹子，而且非常癢。☐

百日咳：病人會出現嚴重的咳嗽，咳到喘不過氣，吸氣的時候會伴隨奇怪的「呼哮」聲。☐

腸胃炎：會導致腹瀉、嘔吐和胃痛。☐

傳染性紅斑症：傳染性紅斑症又稱為「掌摑病」，之所以有這個奇怪的名字，是因為主要症狀是臉頰出現紅斑，就像被打了巴掌一樣。☐

猩紅熱：這種病會引起發燒和喉嚨痛，不過主要症狀是腋窩、胸部和頸部（通常還有其他部位）出現紅疹。☐

紅眼症：這種病的正式名稱是「結膜炎」，感染後最主要的症狀就是眼睛紅腫。☐

花粉熱：在某些月分，有些人會因為散布在空氣中的花粉出現流鼻水、打噴嚏的症狀。所謂的花粉，是植物、草和樹木的花朵散播到空氣中的微小顆粒。☐

請在圖片下方寫上症狀相符的病名。

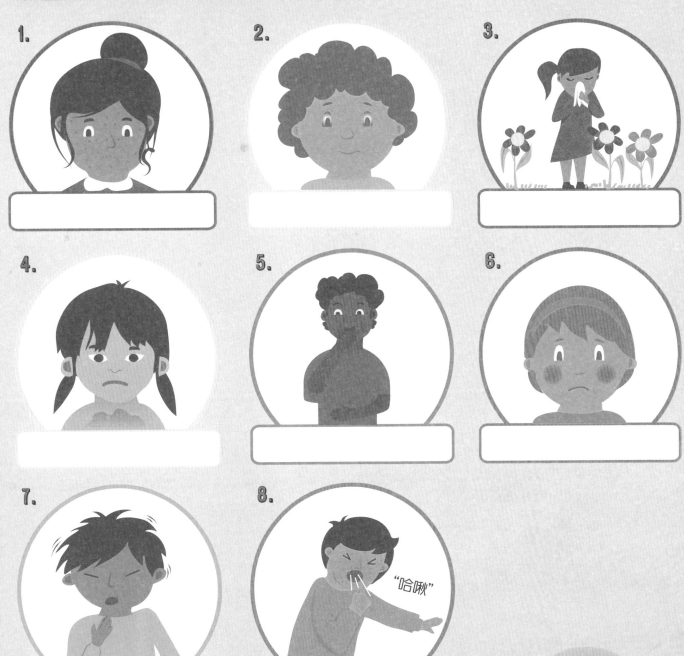

1.

2.

3.

4.

5.

6.

7.

8.

"哈啾"

請貼這裡

診斷完成後，請核對下方的正確答案，
並將「任務完成」貼紙貼在這裡。

任務完成

41

打針注射

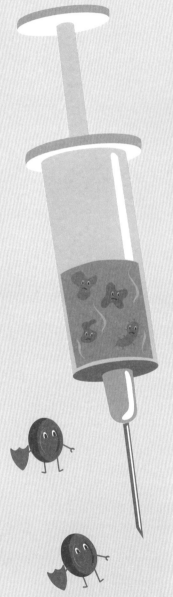

　　醫生和護理師經常要幫人打針注射。需要打針的原因有很多種，像是抽血做血液檢查、注射抗生素，還有接種疫苗，這些都會用到針頭和注射器。雖然打針感覺好像很可怕，但其實不必害怕。

　　注射疫苗（也就是接種疫苗）是為了預防感染。世界上每個地方流行的傳染病不同，所以住在不同地區的人需要接種的疫苗可能不一樣。如果要去其他的國家旅遊時，出發前可能要預先施打當地需要的疫苗。

　　某些疾病現在已有疫苗可以預防，但是在過去大流行開始時，病情可能會很嚴重。像是白喉和小兒麻痺症都曾是令人聞風喪膽的疾病，會讓病人癱瘓，甚至死亡。破傷風則是病菌從傷口進入人體導致的疾病。百日咳和麻疹也會讓人很不舒服，而且可能會有很嚴重的後果。幸好現在有疫苗可以接種，如今這些疾病都變得很少見了。

疫苗的原理： 疫苗裡面含有微量會導致生病的細菌或病毒。微量病菌進入體內，引發免疫系統反應，身體會開始製造抗體來避免感染。

同時免疫細胞也會對這種病菌產生記憶，以後若遇到同一種細菌或病毒感染時，接種過疫苗的身體就可以辨識病菌，免疫細胞也會馬上製造抗體對抗病菌攻擊，避免生病。

製作能安撫小孩的海報

　　接下來，我們要設計一張連環漫畫，貼在候診室的牆壁上，讓準備要打針的小朋友不會那麼緊張。這張連環漫畫上面已經寫好部分的對話，請試著將剩下的三個對話框填寫完成。

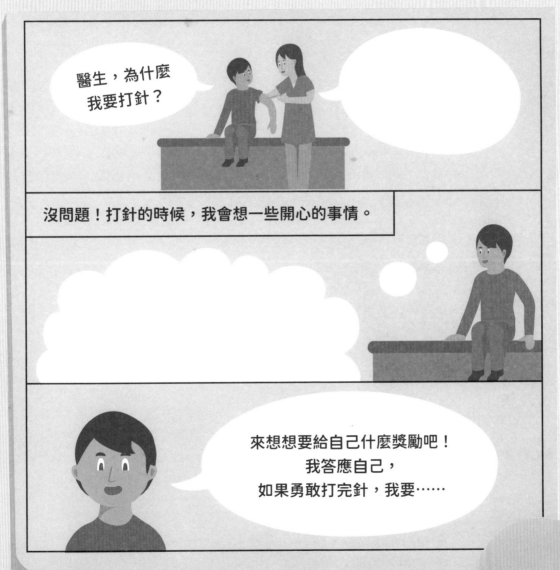

完成連環漫畫之後，請將「任務完成」貼紙貼在這裡。

請貼這裡

任務完成

43

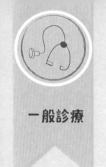

緊急狀況！

　　如果有人發生意外或突然病得很重，會被送到醫院的急診室，接受醫生和護理師的緊急治療。

　　急診室的醫生多半在事前完全不知道會有多少病人進來，或者病人是遇到什麼緊急狀況。所以，在急診室工作的人必須具備某些能力，例如：

優秀的診斷技巧：送來急診的病人可能處於昏迷狀態，或是無法馬上取得病歷，所以急診醫生必須能在沒有人提供資訊的情況下掌握病人的狀況。

面對壓力仍保持冷靜：急診醫生受過專門的訓練，能迅速思考並採取行動，不會因為壓力而緊張或驚慌。

團隊合作：急診醫生要與隨同救護車運送病人到院的救護員密切配合，除此之外，也要跟醫院裡的其他醫療人員合作，例如護理師、專科醫生和外科醫生。

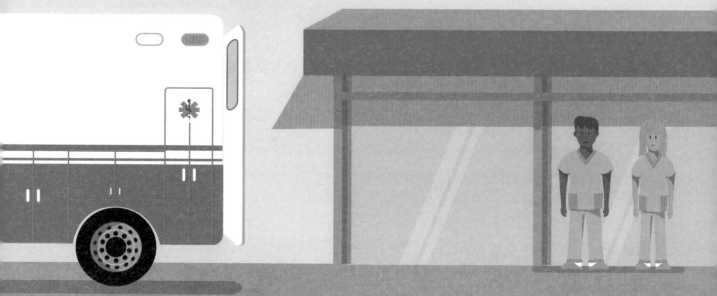

包紮扭傷的手腕

　　請找一位朋友來扮演病人。病人的手臂受傷了，你要用三角巾為病人包紮，這個活動需要用到像毛巾那樣的一大塊布。（請在大人的陪同下進行練習）

1. 將布放在地板上攤開。如果是正方形的布，請將一個角與對角相疊對折；如果是長方形，請將其中一個頂角對折，讓頂角的短邊與長邊相疊。

2. 將三角巾（如下圖）放在病人的手臂內側，三角巾的一角放在頸部後方，另一角放在手肘後方，讓第三個角垂下來。

3. 輕輕抓住垂下的一角往上提起，從另一邊肩膀繞到頸部後方打結。

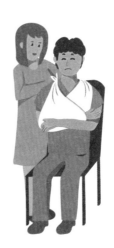

　　打結的時候，要留意病人的手臂姿勢是否舒服。將三角巾繞過頸部打結時，一定要非常非常小心。這是練習活動，所以只要打一個容易解開的結就可以了。你可以將三角巾的兩端交叉相疊，再將一端繞過另一端拉出來，即可打出一個暫時的結。

為病人綁好三角巾之後，請將「任務完成」貼紙貼在這裡。

請貼這裡

任務完成

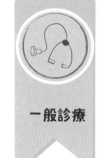

不同類型的 醫生

家庭醫生會為每一位有預約的病人看診,不過,有時醫生也可能需要將病人轉交給專科醫生治療(也就是「轉診」)。專科醫生專門治療身體特定部位的疾病,以下就是幾種負責不同身體部位的專科醫生:

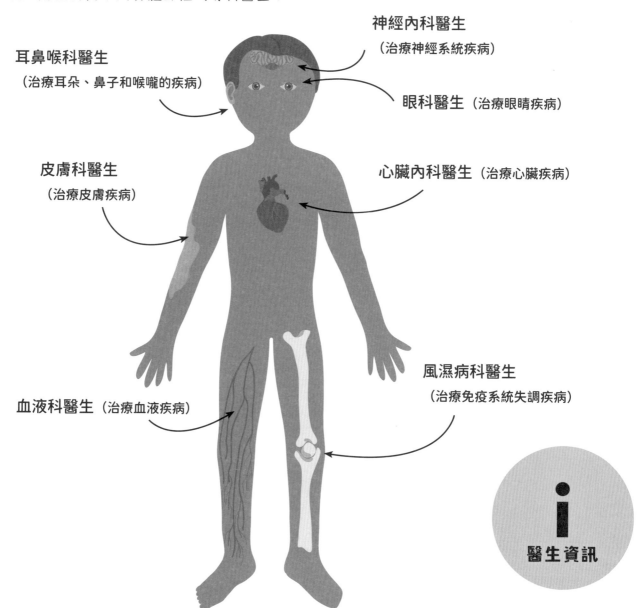

神經內科醫生
(治療神經系統疾病)

耳鼻喉科醫生
(治療耳朵、鼻子和喉嚨的疾病)

眼科醫生(治療眼睛疾病)

皮膚科醫生
(治療皮膚疾病)

心臟內科醫生(治療心臟疾病)

風濕病科醫生
(治療免疫系統失調疾病)

血液科醫生(治療血液疾病)

i
醫生資訊

太棒了！現在，你已經認識人體以及身體的運作方式，可以取得家庭醫生的資格了。請在下方卡片中寫上你的資料。

一般診療
結業證書

姓名： _ _ _ _ _ _ _ _ _ _ _ _ _ _ _

這位學員已完成

一般診療課程。

醫生學院祝福你未來的

行醫之路一帆風順。

祝你好運！

發證日期： _ _ _ _ _ _ _ _ _ _ _ _ _ _

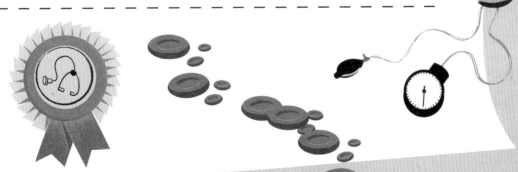

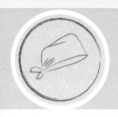
醫院裡的 ― 醫療團隊 ―

醫院醫生是龐大醫療團隊的一份子，這個團隊當中的每個人都非常努力要讓病人得到最好的照顧。

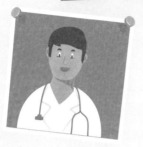

護理師是花最多時間照顧病人的醫療人員，他們不分日夜地看護病人，隨時監測病人的身體狀況。

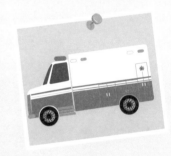

醫事檢驗師負責執行各種檢測，像是檢驗血液和其他物質，協助醫生診斷疾病。

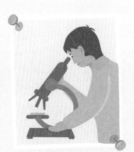

救護車隨車救護員負責提供緊急醫療處置，並護送病人前往醫院。

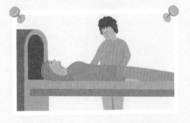

治療師負責協助病人恢復某些功能，例如站立、行走和說話等等。

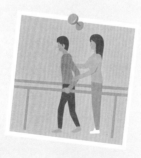

放射科技術師是負責操作X光攝影機等設備的專業人員。

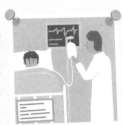

藥劑師負責確保病人拿到正確的藥物，並提供正確的用藥知識。

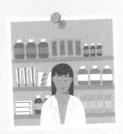

清潔人員負責清潔工作，努力保持環境衛生。除了讓醫院看起來乾淨，更是為了確保病人的安全，預防疾病傳染。

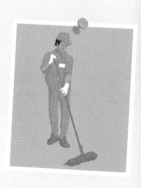

如果有病人需要開刀，就會由**外科醫生**來動手術。對於需要手術治療的病人，外科醫生得要做很多事情。

1. 首先，外科醫生會和病人見面。大多數的外科醫生都有特別專精的領域，例如神經（腦部）手術，或是耳鼻喉科手術。也有專門治療兒童的外科醫生，稱為小兒外科醫生。

2. 外科醫生會向病人說明病情，還有在手術過程中會做哪些事情，讓病人安心。

3. 在手術室裡，外科醫生必須非常專注，因為外科醫生不但要負責執行複雜精密的手術，同時也要領導由其他專業醫護人員組成的團隊。

4. 手術後，外科醫生會定時去探視病人，確認病人術後是否順利復原。

5. 外科醫生會填寫病歷資料，並判斷病人是否已經恢復到可以出院回家。

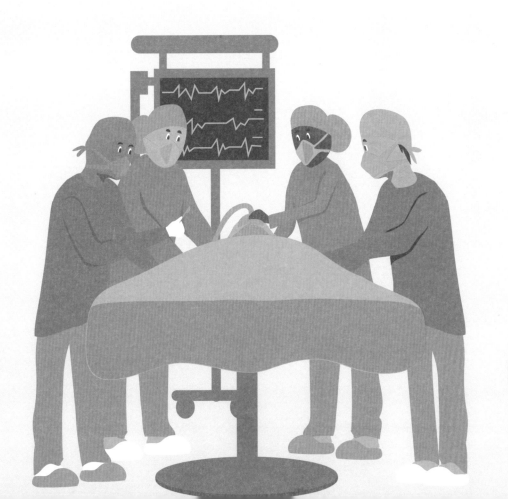

醫生資訊

認識醫院的不同部門

醫院分成很多不同的部門。這裡有一張醫院的地圖，還有需要治療的病人名單。

這些病人該去哪裡呢？

請用書末附的貼紙，把這些病人安排到正確的醫院部門。

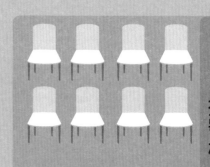

掛號櫃台

救護車專用通道

急診室

- 約翰跌倒摔一跤，他覺得自己的手腕可能骨折了。

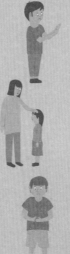

- 8歲的蘇珊要來醫院動手術。

- 麥可度假回來之後，覺得不太舒服。醫生認為他可能得了傳染病。

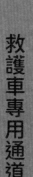

- 茱莉已經懷孕九個月，寶寶準備要出生了。

- 瑪莉突然病了，今天剛好是她80歲生日，家人本來幫她準備了驚喜派對，真是可惜。

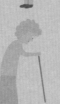

- 史蒂芬剛從另一間醫院轉診過來，他病得很嚴重，需要密集的專門照護。

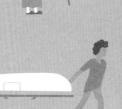

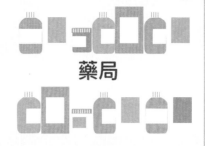

藥局

高齡醫學病房

護理站

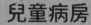

產科病房

傳染病隔離病房

兒童病房

加護病房

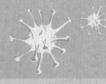

請貼這裡

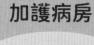

完成活動後,請將「任務完成」
貼紙貼在這裡。

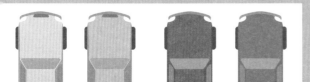

任務完成

51

「X光」小百科

　　X光攝影機非常神奇，可以讓醫生和醫事檢驗師看到人體內部的情況，檢查有沒有骨折和其他問題。

X光可以穿透人體中比較柔軟的組織，這些區域在放射影像（又叫X光片）上會呈現黑色。不過如果是骨頭，X光就很難穿透，所以在影像畫面中會呈現白色。肌肉等其他身體部位，則會呈現灰色。X光越難穿透的部位，在檢測器上顯示的顏色就會越淺。

X光屬於「輻射」，就是移動的能量波，像光和熱也是輻射的一種。負責操作X光攝影的人，稱為「放射技術師」。

X光不僅能用來檢查骨折，還能檢查牙齒、尋找體內有沒有不該存在的東西，以及檢測某些疾病。

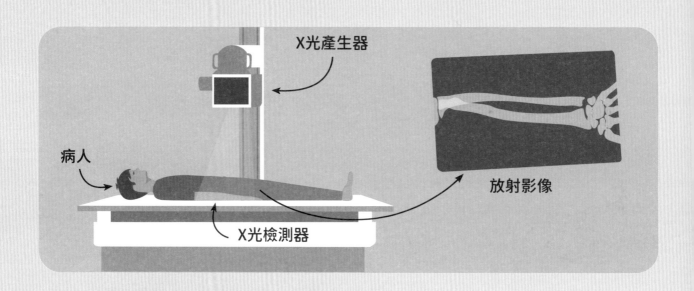

X光產生器

病人

放射影像

X光檢測器

X光小測驗

看看下方的X光片，你知道是哪些身體部位嗎？請將正確的部位名稱寫在圖片下方。你能看出哪一張圖片有骨折嗎？

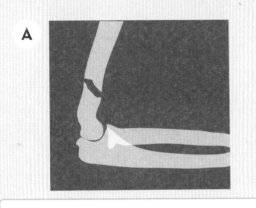

A

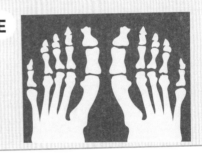

B

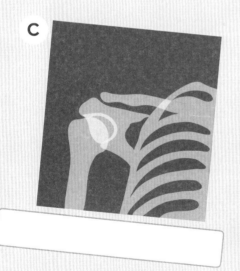

C

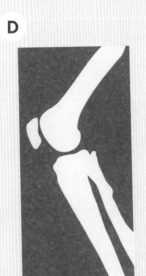

D

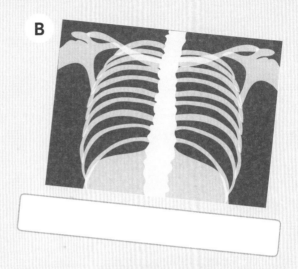

E

完成測驗並核對答案之後，
請將「任務完成」貼紙貼在這裡。

請貼這裡

答案：A. 手肘；B. 肋骨；C. 肩膀；D. 膝蓋；E. 腳趾。手肘上方有骨折。

任務完成

53

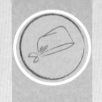

——「病菌」——
小百科

人們生病的原因有很多種，不過主要的原因之一就是感染。如果出現感染的情況，通常代表本來不該存在於人體的病原和其他細菌已開始在體內繁殖。普通的感冒就是因為感染病菌所引起，此外像是流感、水痘、瘧疾、食物中毒和喉嚨痛等也是一樣。

細菌有些細菌對人體有益，有些則對人體有害，無論是人體內外都有細菌存在。在你的身體裡，原本就有很多無害的細菌。至於有害細菌所造成的感染，則可以使用抗生素治療。

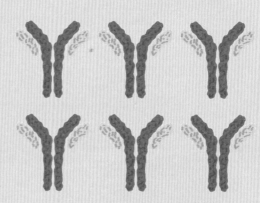

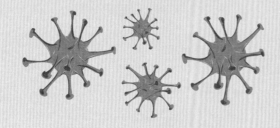

病毒通常對人體有害。病毒得要進入你的細胞裡才能成長及繁殖。某些病毒感染可以透過接種疫苗預防，不過更多的其他疾病是由多種不同的病毒引起（例如普通感冒），難以用疫苗防範。

人體遭到細菌或病毒攻擊時，並不會輕易向病魔讓步。身體會產生一種叫做**抗體**的特殊物質，能找出入侵的病菌加以消滅。康復之後，抗體會留在你的身體裡。

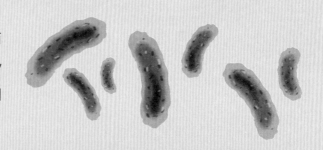

有些疾病只會感染一次（例如水痘），就是因為人體內有抗體。下次同樣的病毒入侵時，抗體就會在病毒讓你生病之前，先把病毒消滅掉。可惜的是，預防感冒不適用，因為每次感冒都是不同病毒引起的。

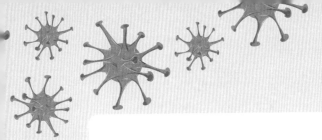

- 有些病毒是經由接觸傳染，所以不只是在上完廁所之後，平時也一定要經常洗手，因為手會傳染病毒，就算表面上看起來很乾淨，也可能會讓你或其他人生病。

- 有些病毒會透過空氣散播，像感冒和流感就是經由我們嘴巴的飛沫傳染，所以咳嗽或打噴嚏時，應該要掩住口鼻，飛沫最遠可以傳播8公尺。

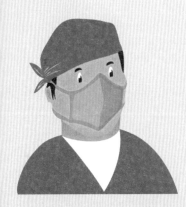

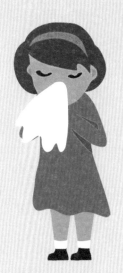

醫院裡的醫護人員必須格外小心，避免感染擴散，尤其是很多病人原本就因為生病而比較虛弱，如果又感染新的病菌，病情可能會變得更嚴重。像外科醫生在開刀時會配戴口罩，就是為了避免病菌透過口中的飛沫傳染。

泡泡版「鬼抓人」遊戲

適合用來了解病菌是如何透過空氣傳染。請在指定範圍內進行遊戲，例如草坪上，所有的玩家都不能離開這個範圍。

這個遊戲只需要準備一個吹泡泡玩具就能進行。其中一位玩家當病毒，只要吹出泡泡碰到別人，就能感染對方。其他人要是被感染了，就會變成病毒。

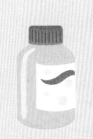

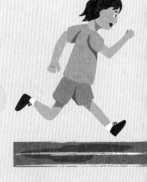

請貼這裡

完成遊戲後，請將「任務完成」貼紙貼在這裡。

任務完成

55

「刷手」的步驟

19世紀時，人類發現疾病是經由病菌傳播，而避免傳染的方法就是清潔。只要讓所有東西都保持乾淨，就能預防感染，手術時的風險也會大幅降低。

現代的外科醫生在動手術之前，都要非常仔細地清潔，包括：

・ 取下所有的首飾配件，戴上手術帽，將頭髮全部包起來並戴上口罩。

・ 用刷具和特殊的殺菌肥皂刷洗雙手，包括每一根手指的側邊和指甲縫內。

・ 刷洗手腕和手臂（要刷洗到手肘）。

刷手清潔有規定的時間長度，至少要刷洗到5分鐘。清潔過程中要注意絕對不能觸摸水龍頭或水槽，因為這些地方可能有病菌。如果外科醫生摸了這些地方，整個刷手過程就得重新來過！

・ 完成刷手之後，外科醫生會將手舉在高於手肘的位置，進入手術室。

・ 在手術室裡，外科醫生會用消毒過的毛巾擦乾手，然後穿上手術衣並戴上手套。

・ 手術完成之後，手套和口罩都要丟掉，不能重複使用。

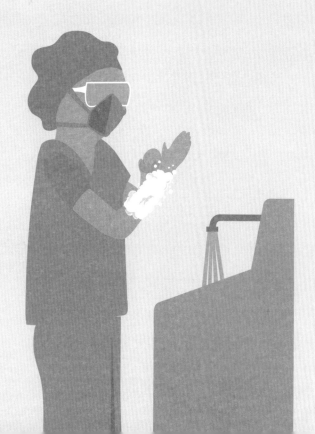

創造病菌

請發揮你的想像力創造一種病菌，它可以有很多隻手、很多隻眼睛，也可以有翅膀或長角，顏色也可以隨心所欲！

畫好之後，請將「任務完成」貼紙貼在這裡。

請貼這裡

任務完成

手術室

醫院專門用來進行手術的房間，叫做手術室。手術室裡面的基本設備和人員：

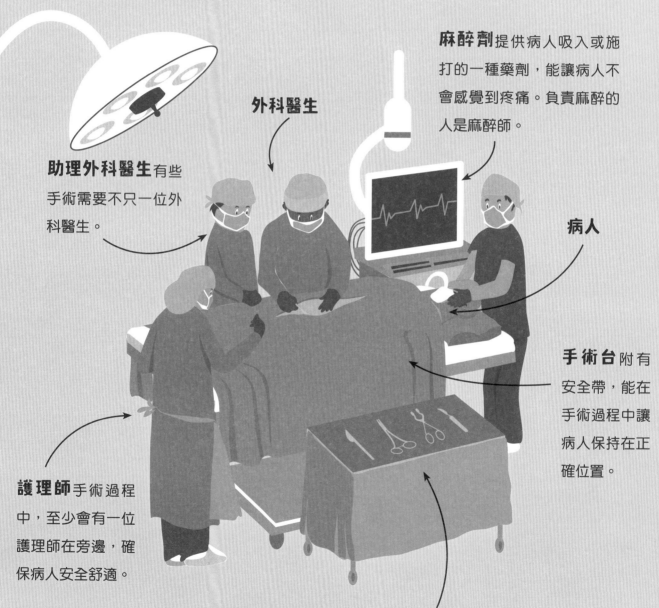

麻醉劑提供病人吸入或施打的一種藥劑，能讓病人不會感覺到疼痛。負責麻醉的人是麻醉師。

外科醫生

助理外科醫生有些手術需要不只一位外科醫生。

病人

手術台附有安全帶，能在手術過程中讓病人保持在正確位置。

護理師手術過程中，至少會有一位護理師在旁邊，確保病人安全舒適。

器械盤台醫療團隊要隨時都能輕鬆拿到手術器材。所有的器材都經過消毒殺菌。

巧手疊疊樂

外科醫生需要有一雙穩定的手，下面這個活動可以讓你練習在執行困難工作時保持手部穩定。

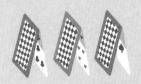

1. 準備一副撲克牌，拿出其中兩張，像圖片中這樣靠在一起，立在桌面上。

2. 再拿四張撲克牌，兩張一組，用同樣的方式立在桌面上。

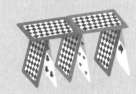

3. 將兩張撲克牌平放在這三組立起來的牌上面。

4. 接著，再拿兩組牌立在平放的牌上面，均勻分配底部空間，疊出第二層。

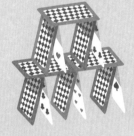

5. 拿一張牌平放在這兩組牌上面。

6. 最後再拿一組牌，疊出第三層。

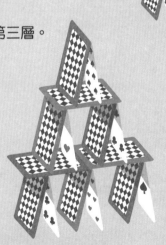

太棒了！你有一雙非常穩定的巧手。

疊完卡牌之後，請將「任務完成」貼紙貼在這裡。

請貼這裡

太棒了！現在，你已經認識了人體以及身體的運作方式，準備往外科醫生之路前進了。

在開始下一個階段之前，請在下方卡片中寫上你的資料。

外科診療
結業證書

姓名： _

這位學員已完成

外科診療課程。

醫生學院祝福你未來的

行醫之路一帆風順。

祝你好運！

發證日期： _ _ _ _ _ _ _ _ _ _ _ _ _ _ _ _ _ _

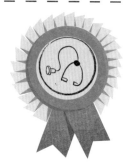
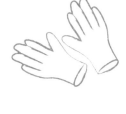
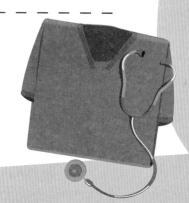
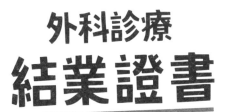

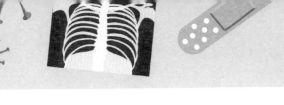

太棒了！

恭喜你！你已成功完成所有任務，即將從小小醫生學院畢業了。

　　醫生是個非常棒的職業，不過背負的責任也很重大。在畢業之前，你必須宣讀下面的誓詞，承諾無論何時都會遵守諾言。

　　我承諾會為病人謀求最佳利益。我將努力確保病人的健康，並在病人不舒服時幫助他們。

請在這裡貼上你的大頭照，或是畫上自己的臉。

1. 我了解人在生病時會煩惱不安，我會隨時以親切尊重的態度對待病人。

2. 病人可能會將個人資訊告訴我，我將保護病人隱私，絕對不會與外界任何人討論病人的事。

3. 我會仔細聆聽病人的想法，也會向病人細心說明，確保病人了解我說的話。

4. 現代醫學不斷在進步，我承諾會持續學習，精進醫學知識。

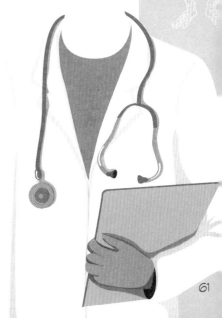

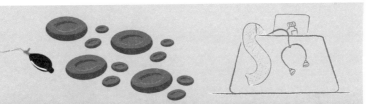

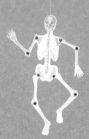

醫生的工具包

- 組裝模型（請參閱封面的折頁部分）

  說明：

  1. 輕壓紙模，就可拆下。

  2. 用鉛筆筆尖或其他物品的尖頭輕戳紙模的圓圈處，戳出小洞。

  3. 查看每片紙模背面的號碼，用細線穿過號碼相同的兩個小洞，將骨頭接起來，然後打結固定。（也用雙腳釘取代細線）

  4. 用一條細線穿過頭顱紙模頂端小洞，就可把整副骨骼掛起了。

- 拉頁遊戲、已裁切遊戲卡、人物牌和骰子

- 海報：醫療史的重要發明和發現

- 貼紙

  (1) 醫生任務貼紙（使用於完成每一章節任務的貼紙位置）

  (2) 認識骨骼貼紙

  (3) 認識醫院貼紙

  (4) 醫學知識紙卡可用在遊戲過程進行問答，增加挑戰難度！

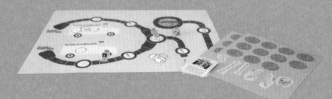

「準備去看診！」遊戲教學（遊戲人數：2人）

1. 一個人當1號玩家，另一個人當2號玩家，分別把代表自己的人物牌放在起點的位置。

2. 輪流擲骰子，依照擲出來的步數沿圖上的路徑移動，前往醫院。請沿途收集醫生工作需要用到的各種醫療器材，放在遊戲圖版上屬於你的那輛救護車裡。

3. 骰子擲出的步數必須剛剛好到達每個器材所在的格子，如果擲出來的數字太大或太小，請待在原地，等下一次輪到你再重新擲骰。

4. 第一個收集到所有物品並抵達醫院的人就贏了！

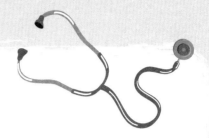

作者 史蒂夫・馬丁（Steve Martin）

　　曾擔任英語老師，也是許多不同主題童書的作者，包括《男孩的書本冒險》（The Boys' Book of Adventure）、《數字王國》（Numberland）與長春藤童書（Ivy Kids）出版的《太空人學院》（Astronaut Academy）。

繪者 佐丹諾・波隆尼（Giordano Poloni）

　　自由插畫家，擁有電影製作學士學位，現於米蘭國際漫畫學院教學封面插畫課程。曾獲美國插畫家協會金牌獎、波隆那童書插畫獎入圍等多項殊榮，過去曾在廣告製作公司擔任編輯和動態影像設計師，與許多知名品牌合作。

譯者 穆允宜

　　譯字為生的文字手工業者，每日編織譯文，餵養書稿。育有一子二貓，希望以譯筆為孩子開拓眼界，發掘文字的美好與知識的力量。譯有《用故事填滿一整年：52 個經典必讀世界民間童話》、《小學生 STEAM 科學實驗家》、《小學生 STEAM 廚房科學創客教室》等書。賜教信箱：ankhmeow@gmail.com

知識館026

我10歲，學醫學【小學生未來志願系列】

Doctor Academy

作者　史帝夫．馬丁
繪者　佐丹諾．波隆尼
譯者　穆允宜
專業審訂　吳淑娟（羅東博愛醫院兒科醫師）
語文審訂　陳資翰（臺北市立大學歷史與地理學系）
責任編輯　陳彩蘋．陳鳳如
封面設計　張天薪
內文排版　李京蓉
童書行銷　張惠屏．張敏莉

出版發行　采實文化事業股份有限公司
業務發行　張世明．林踏欣．林坤蓉．王貞玉
國際版權　施維真．劉靜茹
印務採購　曾玉霞
會計行政　許俽瑀．李韶婉．張婕莛
法律顧問　第一國際法律事務所　余淑杏律師
電子信箱　acme@acmebook.com.tw
采實官網　www.acmebook.com.tw
采實臉書　www.facebook.com/acmebook01
采實童書粉絲團　https://www.facebook.com/acmestory/

ISBN　978-626-349-608-8　(平裝)
定價　360元
初版一刷　2024年4月
劃撥帳號　50148859
劃撥戶名　采實文化事業股份有限公司
104 台北市中山區南京東路二段 95號 9樓
電話：02-2511-9798　傳真：02-2571-3298

國家圖書館出版品預行編目(CIP)資料

我10歲,學醫學/史帝夫.馬丁(Steve Martin)文；佐丹諾.波隆尼(Giordano Poloni)圖；穆允宜譯. -- 初版. -- 臺北市：采實文化事業股份有限公司, 2024.04
64面；20×24公分. -- (知識館；26)(小學生未來志願系列)
譯自：Doctor academy.
ISBN 978-626-349-608-8(平裝)
1.CST: 醫師 2.CST: 醫學 3.CST: 通俗作品
410　113002163

線上讀者回函

立即掃描 QR Code 或輸入下方網址，連結采實文化線上讀者回函，未來會不定期寄送書訊、活動消息，並有機會免費參加抽獎活動。

https://bit.ly/37oKZEa

Doctor Academy
Copyright © 2018 Quarto Publishing plc.
Written by Steve Martin
Illustrated by Giordano Poloni
First Published in 2018 by Ivy Kids, an imprint of Quarto Publishing plc.,
Traditional Chinese translation copyright © 2024 by ACME Publishing Co., Ltd.
This Traditional Chinese edition published by arrangement with Quarto Publishing plc, UK, through LEE's Literary Agency.

采實出版集團
ACME PUBLISHING GROUP
版權所有，未經同意不得重製、轉載、翻印

（使用在本書 50 至 51 頁）

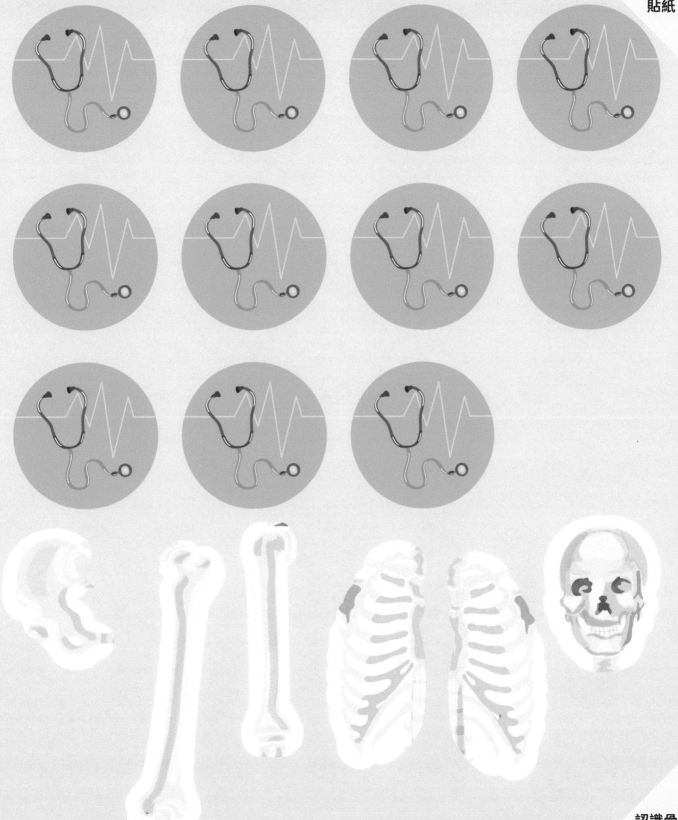

（使用在本書 28 至 29 頁）

「準備去看診」遊戲配件

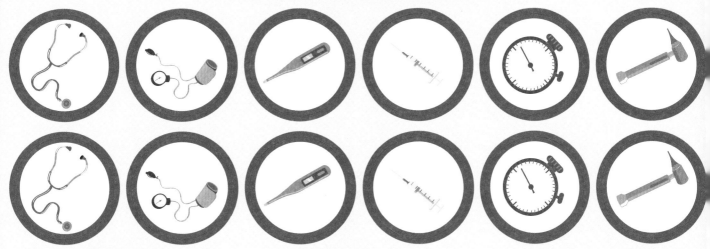

器材配件

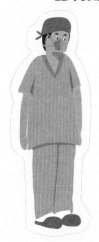

**1號玩家和
2號玩家的人物牌**

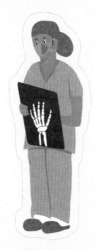

骰子

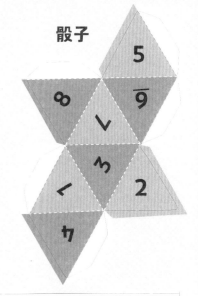

醫學知識卡

聽診器

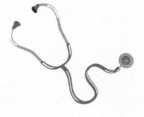

在現代的聽診器出現之前，醫生要檢查病人的心跳時，得要將耳朵直接貼在病人的胸口。

X光

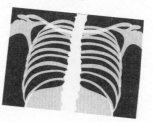

X光除了用來拍攝體內影像之外，也能用於太空攝影，科學家還曾用X光發現黑洞。

心臟

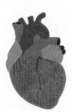

為了將血液送到全身各處，心臟每天要跳動超過10萬次。

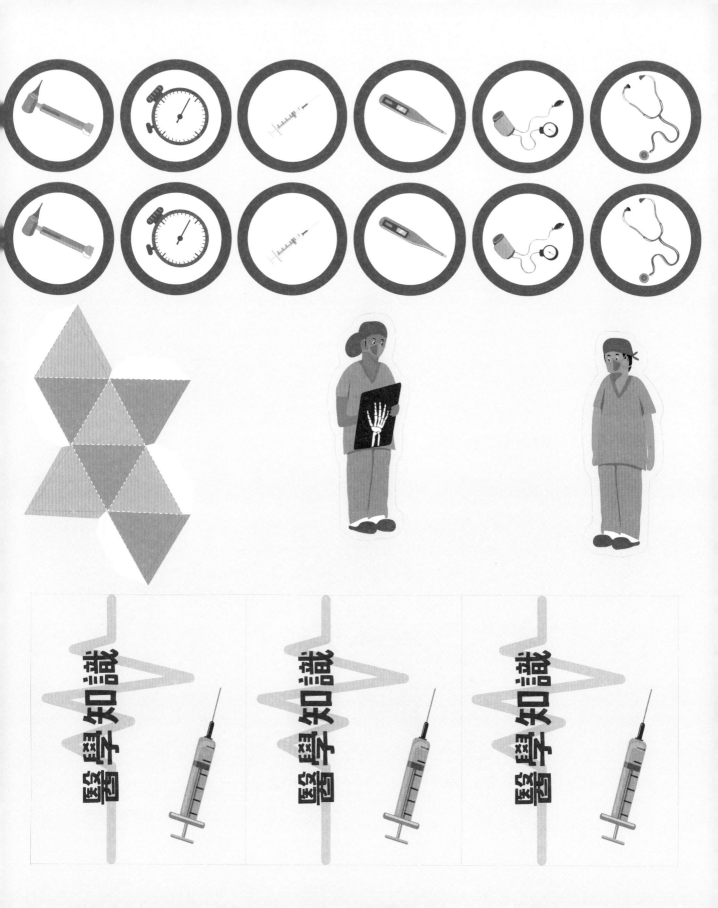

眼睛

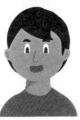

眼睛看到的世界，其實是上下顛倒的。大腦會將成像翻轉過來，這樣我們感知到的畫面才會是正確的方向。

牙齒

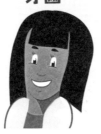

兒童有 20 顆「乳齒」，在成長過程中會慢慢被恆齒取代。成人的牙齒若全部長出來，共有 32 顆。

膀胱

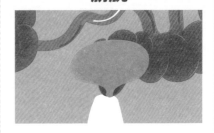

膀胱可以容納 300 到 500 毫升的尿液，大約是一瓶汽水的量。

胃

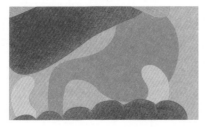

食物進入胃之後，會被胃產生的鹽酸分解。許多家用清潔產品中也含有鹽酸。

血管

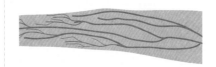

如果把成年人體內的血管全部接起來，長度約有 16 萬公里，可以繞地球四圈！

血球

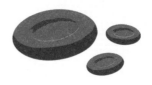

光是兩三滴血液，就含有大約 10 億個紅血球。

肺臟

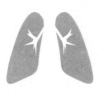

肺臟裡充滿了疊合的微小氣囊，稱為肺泡。如果肺泡全部展開，表面積總和大約為 70 平方公尺。

肝臟

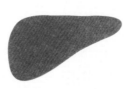

肝臟是身體裡唯一可以自行再生的器官，只要保有 25%的肝臟，新的肝細胞就可以繼續增生，直到長回完整的肝臟。

骨頭

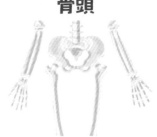

嬰兒大約有 270 塊骨頭，在成長過程中，有些骨頭會融合在一起。成人的骨骼是由 206 塊骨頭構成。

醫學知識

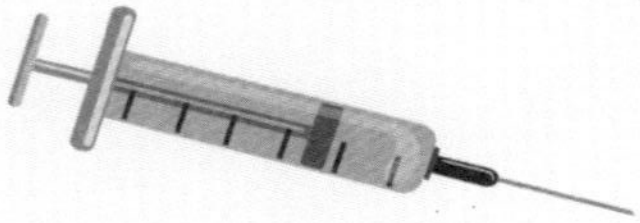

醫學知識

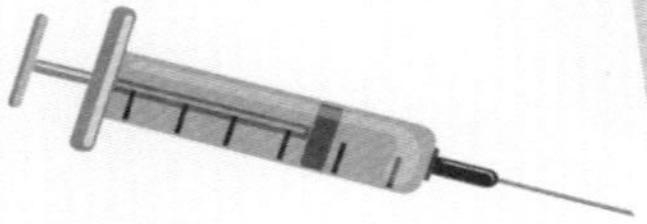

醫學知識

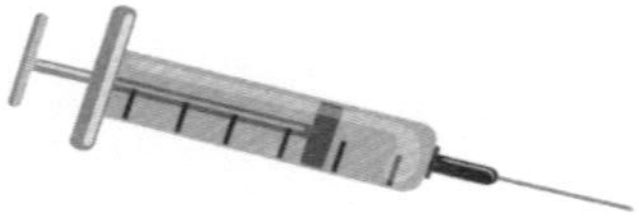

醫學知識

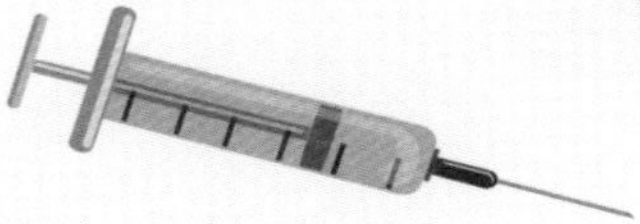

醫學知識

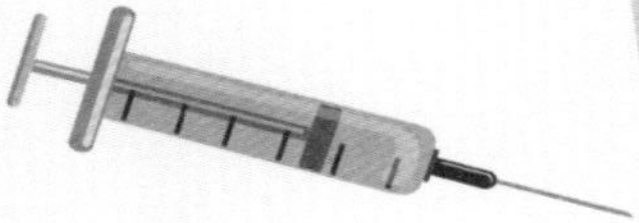

醫學知識

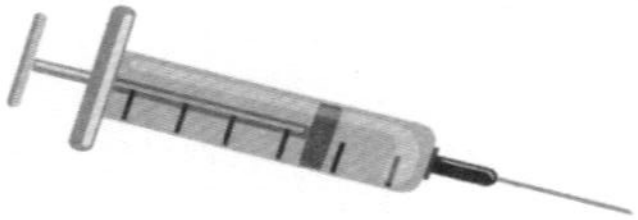

醫學知識

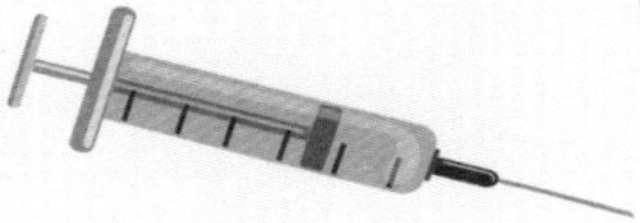

醫學知識

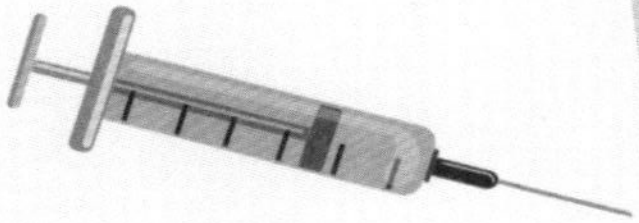

醫學知識

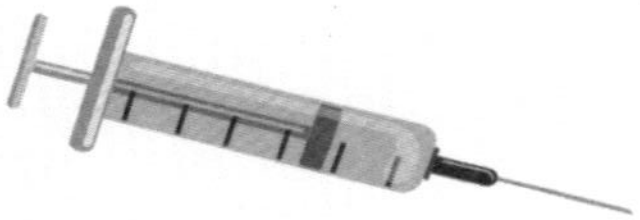

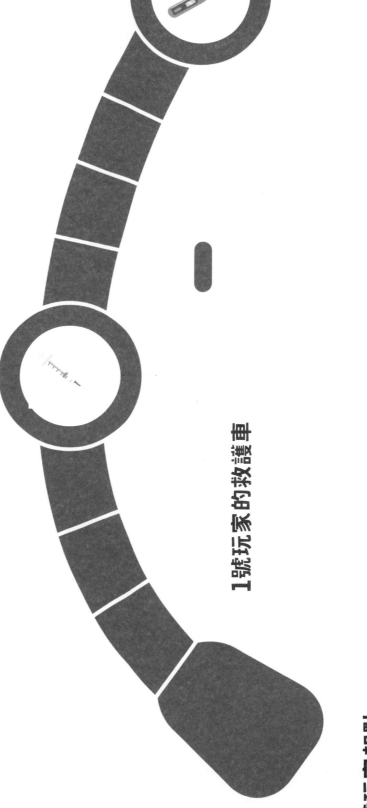

準備去看診！

1號玩家的救護車

1號玩家起點

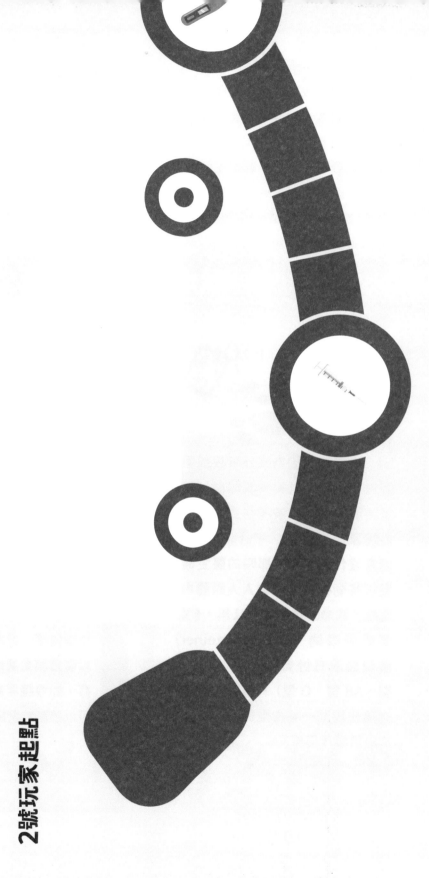

2號玩家的救護車

2號玩家起點